RECHERCHES EXPÉRIMENTALES

SUR LE MODE DE

FORMATION DE L'HÉMORRHAGIE

DANS L'INFARCTUS EMBOLIQUE DU POUMON

LYON. — IMPRIMERIE J. GALLET, RUE DE LA POULAILLERIE, 2.

RECHERCHES EXPÉRIMENTALES

SUR LE MODE DE

FORMATION DE L'HÉMORRHAGIE

DANS L'INFARCTUS EMBOLIQUE DU POUMON

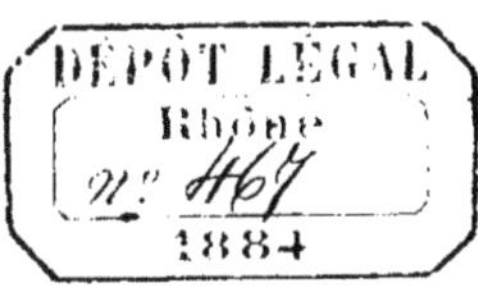

PAR

LE Dʀ CH. POURCELOT

PRÉPARATEUR DU COURS D'ANATOMIE PATHOLOGIQUE

LYON

TYPOGRAPHIE ET LITHOGRAPHIE J. GALLET

2, Rue de la Poulaillerie, 2.

—

1884

A LA MÉMOIRE

DE MON GRAND-PÈRE, DE MON PÈRE

ET DE MES ONCLES

DOCTEURS EN MÉDECINE

A MA GRAND'MÈRE, A MA MÈRE,

A MES SŒURS

A TOUS MES PARENTS ET AMIS

A MON COUSIN

LE DR ALBERT CARRIER

MÉDECIN DES HÔPITAUX

A MESSIEURS LES MEMBRES

DE L'ACADÉMIE DE BESANÇON

A MES MAITRES

DE L'ÉCOLE DE MÉDECINE DE BESANÇON

A M. LE PROFESSEUR PIERRET

MÉDECIN EN CHEF DE L'ASILE DE BRON

A MON PRÉSIDENT DE THÈSE

M. LE PROFESSEUR TRIPIER

MÉDECIN DES HÔPITAUX

RECHERCHES EXPÉRIMENTALES

SUR LE MODE

DE FORMATION DE L'HÉMORRHAGIE

DANS L'INFARCTUS EMBOLIQUE DU POUMON

INTRODUCTION

Dans ce travail nous avons eu pour but de rechercher qu'elle était le mode de formation de l'hémorrhagie dans l'infarctus pulmonaire. Seulement, pressé par le temps et manquant de pièces pathologiques, nous nous sommes vu obligé de restreindre notre sujet à la partie purement expérimentale.

Il eut été en effet intéressant de comparer ce qui se passe à l'état pathologique chez l'homme avec ce que l'on peut produire expérimentalement chez les animaux ; car les conditions n'étant pas les mêmes, on peut se demander si les effets produits sont analogues ou différents.

Aussi, d'après ce que nous avons vu nous ne pouvons

faire aucune application à la pathologie. Toutefois nous avons cru devoir publier nos quelques expériences comme pouvant servir de point de départ à des recherches plus minutieuses et à des études plus complètes.

Nous sommes heureux, avant d'entrer en matière, de témoigner l'expression de notre plus vive reconnaissance à M. le professeur Pierret qui, pendant les cinq années que nous avons passées dans son laboratoire, n'a jamais cessé de nous prodiguer ses encouragements.

C'est aussi un devoir pour nous, après avoir placé notre travail sous le patronage de M. le professeur Tripier, de lui adresser l'expression de notre gratitude pour les excellents conseils qu'il n'a cessé de nous prodiguer.

Nous tenons aussi à remercier M. Saint-Cyr, professeur à l'école vétérinaire pour le bienveillant accueil qu'il nous a fait, et qui nous a permis de faire dans son laboratoire les quelques expériences qui constituent notre travail.

Que notre ami Mattis, chef de clinique à l'école vétérinaire, reçoive tous nos remercîments, pour le précieux concours qu'il nous a prêté durant toutes nos expériences.

En dernier lieu il nous reste encore à remercier M. Bard, agrégé à la Faculté, à qui nous devons le choix de ce sujet.

HISTORIQUE

C'est à Laennec (1) que commence véritablement l'histoire de l'infarctus hémorrhagique du poumon : c'est cet auteur en effet qui, heureusement inspiré, inventa le mot d'*infarctus hémoptoïque* pour désigner par là une forme spéciale d'hémorrhagie pulmonaire, c'est-à-dire l'hémorrhagie en foyers circonscrits.

La dénomination de la lésion une fois trouvée, il en fallait une description, et c'est encore à Laennec que nous la devons.

« Dans l'engorgement hémoptoïque, dit cet auteur, la partie endurcie présente un aspect tout à fait homogène, et sa couleur presque noire ou d'un brun rouge très foncé, ne permet de distinguer autre chose de la texture naturelle du poumon que les bronches et les plus gros vaisseaux, dont les tuniques ont même perdu leur couleur blanche et sont teintes et imbibées de sang. Les veines sont quelquefois, dans la partie engorgée et dans le voisinage, pleines de sang concrété et à demi sec, sorte d'*infarctus.* »

(1) *Traité de l'auscultation médiate*, 1837, page 456.

Cet engorgement hémoptoïque est nettement circonscrit, très dense et présente à l'incision une surface grenue et à peine humide. Il pâlit un peu par le lavage, mais ne perd rien de sa consistance.

Comme on le voit, cette description ne laisse à peu près rien à désirer au point de vue macroscopique ; aussi est-elle restée classique.

Cependant la question n'en demeura pas là. L'élan étant donné, l'infarctus continue à faire de rapides progrès, grâce aux recherches de Bouillaud (1) et de Cruveilhier (2). Le premier de ces auteurs constata la présence de fausses membranes séparant l'infarctus du parenchyme pulmonaire, et en même temps reconnut l'existence de concrétions sanguines dans les branches de l'artère pulmonaire, comme dans les veines ; concrétions que Laennec n'avait vues que dans ces dernières.

Quant à Cruveilhier, il poussa plus loin ses investigations et chercha à s'expliquer la formation de ces infarctus. Il conçut la possibilité de la déchirure d'un vaisseau et, de cette façon, admit très bien la formation d'un foyer sanguin. Mais quand il voulut expliquer la présence d'une multitude de ces foyers dans le poumon, il lui fallut nécessairement trouver une autre cause agissant sur un plus grand nombre de points à la fois en laissant intacts les points intermédiaires. Alors il fut amené à dire que les qualités du sang devaient aussi bien produire des hémorrhagies que l'état des parois

(1) *Archives générales de médecine*, 1826, t. XII.
(2) *Dictionnaire de médecine et de chirurgie pratiques*, t. III, page 283.

vasculaires ou l'impulsion du cœur, et il en donna comme preuve les hémorrhagies scorbutiques.

Il faut citer aussi, parmi les auteurs de cette époque, Andral (1), Gendrin (2) et enfin Gueneau de Mussy (3) dont la thèse inaugurale résume l'état de la question à la fin de cette période.

A ce moment une nouvelle impulsion est donnée aux recherches sur l'hémorrhagie pulmonaire par les travaux de Virchow. L'auteur allemand, à une séance solennelle de l'institut médico-chirurgical de Frédéric-Guillaume, tenue le 2 août 1845, affirma que l'obstruction de l'artère pulmonaire, considérée jusqu'alors comme un phénomène cadavérique ou pour le moins comme un accident morbide exceptionnel et secondaire, jouait un rôle tout à fait différent dans l'évolution pathologique.

Virchow publia successivement plusieurs travaux tendant à établir solidement sa découverte. Mais ce n'est qu'en 1853, dans son *Manuel de Pathologie et de Thérapeuthique spéciales* (4), qu'il consacra le nouveau mot d'*embolie*.

C'est aussi à partir de ce moment là que l'on commence à voir un rapport de cause à effet entre l'infarctus hémoptoïque de Laennec et l'oblitération des branches de l'artère pulmonaire. C'est véritablement l'ère de la pathogénie ; car, l'intervention du microscope et de l'expérimentation, multipliant les découvertes, établis-

(1) *Clinique médicale. — Anatomie pathologique.*
(2) *Traité de médecine pratique*, t. I.
(3) *De l'apoplexie pulmonaire.* Thèse de Paris, 1844.
(4) *Handbuch der Speciellen Path. und Ther*, 1853, tom. I, pag. 156.

sent de plus en plus nettement les rapports qui existent entre l'embolie pulmonaire et l'infarctus.

Toutefois, avant de poursuivre plus loin l'étude des travaux de Virchow sur la question, nous devons citer un nom, celui de Bochdaleck (1), qui, le premier, en 1846, attribua comme cause à l'hémorrhagie pulmonaire l'obstruction vasculaire, et expliqua la formation du caillot par une inflammation de la paroi des vaisseaux.

Revenons maintenant à l'auteur de la *Pathologie cellulaire*, et voyons quelle est pour lui la cause de l'infarctus.

Comme on peut le prévoir, par ce que nous avons dit plus haut, cette cause, il la trouve dans l'embolie pulmonaire et si, dit-il, il a longtemps hésité à considérer toutes les inflammations métastatiques des poumons comme produites par des embolies, c'est qu'il est très difficile d'examiner les vaisseaux dans les petits foyers métastatiques. Mais plus je vais, ajoute-t-il, plus je suis persuadé que ce mode de formation est la règle générale.

Depuis cette époque, l'opinion de Virchow, admise par Rokitansky (2), Senhouse Kirkes (3) et Gerhardt (4), fut partagée par presque tous les auteurs et, s'il existe encore parmi eux des divisions, c'est uniquement sur la question de savoir comment se forme le foyer hémorrhagique, consécutivement à l'embolie.

(1) *Prager Vierteljahrs*, 1846.
(2) *Lehrbuch der Path. Anatomie.*, Wien. 1855.
(3) *Méd. chir. Trans.*, t. xxxv. *Arch. gen. Med.*, pag. 305, 1853.
(4) *Ueber Blutgerinnung, Vürburg med. Zeitsch*, 1863-1864.

Virchow l'explique par la stase et la fluxion collatérale.

Pour Heschl (1), l'infarctus hémoptoïque serait dû à une lésion spéciale du parenchyme pulmonaire, survenant sous l'influence d'une affection organique du cœur.

Cohn (2) fait régulièrement provenir les hémorrhagies emboliques de la fluxion collatérale et de la rupture des capillaires environnants. Et c'est aussi là l'opinion de Jaccoud, qui admet que si les capillaires, qui sont le siège de l'hypérémie compensatrice, sont fragiles, ils peuvent se rompre. Alors le sang s'écoule dans les alvéoles de la partie malade et produit un infarctus.

Niemeyer (3), de son côté, remarquant que l'extravasation sanguine se produit exclusivement dans le cercle des vaisseaux obstrués, l'explique de la façon suivante : Il admet que l'embole produit une oblitération incomplète, d'où ralentissement de la circulation, ce qui permet aux globules de s'agglutiner et de former de nouveaux bouchons qui vont alors obstruer les divisions capillaires du vaisseau. Ces capillaires sont alors entre les deux obstacles « soumis à une pression aussi forte que celle des artères qui communiquent avec eux, et leurs parois distendues laisseront échapper, tantôt du plasma, tantôt du sang. »

Quelques années plus tard, Lancereaux (4), qui étudia

(1) *Gazette hebdomadaire*, 1857.
(2) *Die embolie und ihre folgen. nach Experimenten an thieren : in habilitationschrisft*, Breslau, 1856.
(3) *Eléments de Pathologie interne et de thérapeutique*, trad, par Culmann et Sengel, 1863, t. I, pag. 196.
(4) *Traité d'Anatomie pathologique.*

aussi la question, admet que, quand un bouchon embolique obture une artériole terminale, il se fait une circulation en retour derrière l'obstacle et l'infarctus a lieu. De plus, ajoute cet auteur, l'infarctus s'observe presque toujours dans des cas d'affection du cœur gauche, comme s'il était nécessaire qu'un certain degré d'élévation de la tension du sang dans l'artère pulmonaire vint s'ajouter à l'obstruction vasculaire.

En 1868 parut le remarquable *Traité clinique et expérimental des Embolies capillaires*, de M. Feltz (1), dont toute la première partie est consacrée à l'étude de l'embolie pulmonaire et de l'infarctus. L'auteur donne de ce dernier produit une espèce de définition : « C'est un foyer parenchymateux quasi-hémorrhagique, qui se forme par l'arrêt de la circulation sous l'influence de petits bouchons, dits embolies capillaires ; d'autre part, par la rupture d'artérioles ou de capillaires distendus à l'extrême par le sang en amont, des corps étrangers introduits dans la circulation. » Pour lui, l'infarctus est toujours hémorrhagique et il ne se produit jamais par l'arrêt simple du fluide hématique dans certains territoires capillaires : il exige, pour se produire une déchirure vasculaire ; et il donne comme raison à l'appui de cette opinion, que, dans les infarctus de date récente, on trouve, d'une manière constante, des globules sanguins frais et des poussières jetées dans la circulation. Enfin, il admet que cette rupture vasculaire se produit sous l'influence de la pression *à tergo* que subissent les petits caillots qui oblitèrent les vaisseaux.

(1) *Traité clinique et expérimental des Embolies capillaires.* Ouvrage couronné par l'Institut (Académie des Sciences).

Comme conclusion de son étude sur l'embolie pulmonaire, Feltz pose en principe : 1° que tant qu'il n'y a
qu'embolie sans déchirure vasculaire, il n'y a pas infarctus ; 2° que toutes les fois qu'il y a infarctus il y a
rupture de vaisseaux.

Pour Bertin (1), la dégénérescence de la membrane
vasculaire postérieure à l'obstacle tient sous sa domi-
nation générale la production des infarctus hémorrhagiques ; car, dit-il, le retour du sang par les capillaires ne
suffit pas pour rompre des vaisseaux, si leurs tuniques
ne sont pas altérées et c'est à ce propos qu'il combat
l'opinion de Beckmann (2) qui n'admet pas cette altération préalable.

Dans un mémoire sur la physiologie pathologique
des lésions produites par les embolies, en 1872, M. A.
Lépine (3) cherche à expliquer certains phénomènes con-
sécutifs à l'obstruction vasculaire, plus particulièrement
dans le poumon. Si, dit-il, on oblitère une artère terminale, on voit, au bout de peu de temps, se produire un
mouvement rythmique de va et vient dans la première
veinule collatérale et ce mouvement se continue dans
les capillaires puis ensuite dans l'artère jusqu'au niveau
du point oblitéré. Alors il se produit en quelques heures
seulement un engorgement considérable de tout ce do-
maine vasculaire : et cet engorgement M. Lépine l'explique

<hr>

(1) *Etude critique de l'Embolie dans les vaisseaux veineux et artériels,*
1869.

(2) *Ein Fall von capillärer embolie in Virchow's archiv.* 1857, Bd. XII,
page 59.

(3) *Physiologie pathologique des lésions produites par les embolies,* 1872.
Gazette médicale de Paris, pages 276, 285.

de la façon suivante : Au-dessous du corps oblitérant la pression sanguine est nulle ; au contraire dans la veine, au niveau des collatérales, elle existe à un certain degré quoique faible : Donc le sang de la veine doit tendre à refluer dans l'artère, par l'intermédiaire des capillaires, jusqu'à ce qu'il y ait équilibre de pression.

Reindfleisch (1) dans son traité d'histologie pathologique, en 1873, émet de nouvelles idées. Pour lui l'infarctus hémorrhagique est tantôt d'origine embolique et tantôt ne l'est pas : ce qui l'amène à distinguer deux espèces d'infarctus : 1° l'infarctus par embolie ; 2° l'infarctus par rupture vasculaire. Pour lui, le caractère qui distingue ces deux formes est le suivant : dans l'infarctus embolique le passage entre le parenchyme malade et les parties saines se fait insensiblement, tandis que dans le non embolique ce passage est brusque et la limite entre le tissu sain et le tissu malade est nette et très tranchée. Dans la première forme il attribue l'hémorrhagie à la transudation sanguine, dans la seconde à une usure graisseuse des vaisseaux qui arrivent à se rompre sous l'influence d'une augmentation de la pression du sang ; aussi pour Reindfleisch c'est cette dernière forme que l'on rencontre plus particulièrement dans les affections du cœur.

En 1872 paraît la remarquable thèse d'agrégation de M. Duguet (2) sur l'apoplexie pulmonaire et dans ce travail l'auteur se rend à l'opinion de M. Ranvier (3) qui

(1) *Traité d'Histologie pathologique*, 1873. Traduit sur la seconde édition allemande et annoté par le Dr Frédéric Gross.

(2) *De l'apoplexie pulmonaire*, 1872, Thèse d'agrégation.

(3) *Manuel d'Histologie pathologique*. Paris 1861, page 81.

reconnaît comme cause de l'infarctus hémoptoïque une obstruction préalable de la branche artérielle qui s'y rend ; obstruction qui, elle-même, vient presque toujours d'une embolie d'un volume peu considérable. Cette embolie, une fois produite, amène par sa présence une irritation de la paroi vasculaire qui s'enflamme, perd de sa solidité et finit par se rompre immédiatement en deçà de l'embolus sous la pression sanguine. L'hémorrhagie se ferait d'abord dans la gaine de l'artère pour aller de là gagner tout le département vasculaire.

Plusieurs années auparavant Dittrich (1) avait déjà signalé une altération des vaisseaux qui devait en faciliter leur rupture et cette altération était pour lui une dégénérescence graisseuse de leurs parois.

Cette même année où parut la thèse de Duguet, un auteur allemand, Conheim (2), publia un travail ayant pour titre, *Recherches sur les processus emboliques* et il montra dans le cours de cette étude, que s'il est des conditions favorables à la production de l'infarctus, ces conditions se rencontrent particulièrement dans le poumon ou toutes les fois qu'une embolie amène une lésion, celle-ci est un infarctus et jamais une simple nécrose.

Trois ans après, ce même auteur, en collaboration avec Litten (3), fit paraître un nouveau travail intitulé, *Des suites qu'entraine l'embolie des artères pulmonaires.*

<hr>

(1) *Beitrage zur path. anat. der Lungenkrankheit.* Erlangen, 1850.

(2) *Untersuch, über embolischen processe, mit. I, Tafel,* Berlin 1872, in-8°. Archives de physiologie 1871-1872, tome IV, page 662.

(3) *Uber die folgen der Embolie der Lerngenarterien (Archiv für path. Anat. und phy.* tome LXV, page 99). Revue des sciences médicales t. VII, page 525, 1876 et Gazette médicale de Paris 1876, page 8.

2

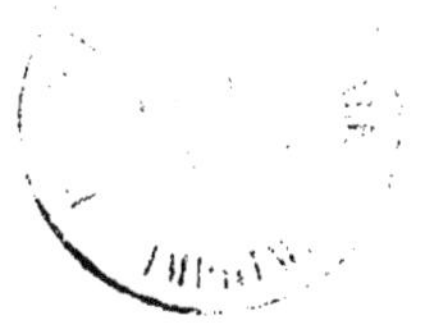

Il chercha alors à expliquer la présence du sang dans les
parties du tissu pulmonaire dont l'artère se trouvait oblitérée. Cette explication, il la trouve dans le reflux du
sang par les capillaires ; reflux qui doit s'effectuer faci-
lement si on tient compte et du calibre considérable des
capillaires du poumon et de la pression moindre à
laquelle est soumis le sang qui y circule et des variations
continuelles de volume que subit l'organe respiratoire.
Pour lui les causes qui favorisent la production de l'infarctus peuvent se ranger sous deux chefs principaux :
1° la faiblesse anormale du courant sanguin dans les
capillaires ; 2° les résistances au cours du sang qui sur-
viennent dans les voies pulmonaires. Enfin il explique
encore pourquoi il arrive souvent que l'infarctus, quand
il se produit, soit séparé de l'embolus par une zone de
tissu à l'état normal. Dans ces cas la circulation capil-
laire collatérale suffit à alimenter les parties immédiatement avoisinantes, mais non celles qui sont plus
éloignées.

Dans l'ouvrage intitulé : *Les grands processus morbides,* l'embolie pulmonaire, vient aussi trouver sa place,
et M. Picot(1), comme les autres auteurs, cherche à mon-
trer son rôle dans la production des infarctus. Pour lui les
altérations occasionnées par une embolie dans un département vasculaire dépendent de l'arrêt de la circulation
et consistent en déchirures de vaisseaux et désorganisation des tissus. Si, dit-il, « une petite branche de l'artère
pulmonaire est oblitérée, la pression s'exalte dans les

---

(1) *Les grands processus morbides,* 1876.

collatérales et des ruptures dans les capillaires qui en dépendent peuvent en être la conséquence. »

Litten(1), dont nous avons déjà parlé plus haut, publia de nouveau, mais seul cette fois, un travail sur l'infarctus hémorrhagique et s'appliqua à combattre la théorie de Conheim qui repose sur deux hypothèses ; le reflux du sang par les veines et une altération des vaisseaux. Pour Litten, l'infarctus est la conséquence d'une diminution de la vis *à tergo* et de la diapédise. Le sang, dans ce cas, viendrait des voies collatérales. Il ajoute enfin que chez l'homme, les altérations produites par les oblitérations vasculaires, concordent avec le résultat de ses expériences sur les animaux.

Un auteur encore qui, à peu près à la même époque, s'occupa de l'oblitération artérielle dans les divers organes, c'est Talma(2). Occupé de savoir si on peut rapporter à une formule commune le mode de formation des infarctus hémorrhagiques dans toutes les régions, il en arrive à conclure que la pathogénie doit être étudiée d'une façon spéciale pour les divers organes; attendu que le courant veineux en retour est très variable et que la tension du sang veineux positive dans certains points devient négative dans d'autres.

D'après lui « la pathogénie des infarctus hémorrhagiques de la rate, du poumon et du cerveau ne doit vrai-

(1) *Untersuchungen über den hémorrhagischen infarct und über die Einwirkung arterieller anæmie auf das lebende gewebe* (*Zeitschrift für Klinische médicin,* page 131, 1879). Revue des sciences médicales, t. XV, p. 469-471.

(2) *Uber die folgen des Arterienverschlusses in den verschiedenen organen* (*Centralbl. f. d. méd. Wiss.* n° 46, 1876). Revue des sciences médicales, tome XV, page 471.

semblablement pas être interprétée par la théorie du reflux. »

Nous avons encore à citer maintenant le remarquable travail de Luzzato (1), sur l'embolie de l'artère pulmonaire, qui fut publié en 1877-79 dans les Annales universelles de Milan et qui résume exactement l'état de la question à cette époque.

Enfin, quoique peut-être bien incomplet, nous terminerons cette étude relative aux différentes théories sur la pathogénie de l'infarctus, en exposant l'opinion que Balzer (2) a émise à ce sujet dans son article du dictionnaire de Jaccoud intitulé : *Hémorrhagie pulmonaire*.

Suivant lui l'infarctus est toujours consécutif à une obstruction artérielle portant sur un rameau terminal. Cette obstruction une fois produite on constate : « 1º anémie artérielle dans le département vasculaire embolisé ; 2º reflux du sang par les veines pulmonaires et dilatation du système vasculaire bronchique ; 3º congestion passive; desquamation épithéliale ; pneumonie catarrhale ; dégénérescence des parois vasculaires ; 4º hémorrhagie par diapédèse et surtout par rupture des vaisseaux altérés ; formation de l'infarctus.

Telle est actuellement l'état de la question. Et si, comme on a pu le voir, tous les auteurs sont à peu près d'accord pour admettre l'origine embolique de l'infarctus, ils sont du moins loin de s'entendre sur le mode de formation

(1) *Embolia dell' arteria polmonare,* 1878. — *Annali universali di medicina e chirurgia, Milano.* Volume 243.

(2) *Nouveau dictionnaire de médecine et de chirurgie pratiques* tome **XXIX** articles Hémorrhagie pulmonaire et Embolie.

de l'hémorrhagie. Les uns l'attribue à la diapédèse, les autres à la rupture vasculaire et parmi ces derniers il existe encore des divisions, certains admettent la rupture au-dessus de l'embolus, d'autres au contraire prétendent que ce sont les capillaires qui se déchirent ou même les branches de l'artère situées au-delà de l'obstacle.

Ayant esquissé brièvement les différentes phases que la question a traversées, nous allons maintenant entreprendre la description des lésions anatomiques de l'infarctus.

ANATOMIE PATHOLOGIQUE

L'infarctus hémoptoïque affecte quelquefois les deux poumons, mais souvent on ne le rencontre que dans un seul de ces organes. Son siège le plus fréquent est au centre du lobe inférieur ou dans le voisinage de la racine du poumon ; toutefois, ce siège est variable.

Si les infarctus sont nombreux, on les trouve un peu répandus dans toute l'étendue du poumon, mais plus particulièrement dans la région postérieure. Si, au contraire, ils sont en petit nombre, c'est surtout dans la partie postérieure du lobe inférieur qu'on les rencontre. Ils sont encore, tantôt superficiels, tantôt profonds ; superficiels, ils font alors saillie sous la plèvre et se montrent sous l'aspect d'une tache ecchymotique ; profonds, ce n'est que par le palper que l'on peut les percevoir à travers le parenchyme pulmonaire, et alors ils ont l'apparence de noyaux indurés. Ces deux formes d'infarctus, superficiels et profonds, se rencontrent souvent dans un même poumon.

Quant au nombre de ces foyers hémorrhagiques, il est très variable ; on en rencontre quelquefois un seul, mais le plus souvent trois ou quatre et même plus. Dans certains cas, on en a compté jusqu'à trente et au-delà. Leur volume est très variable ; les uns ont la grosseur d'une noisette ou d'une noix, les autres, celui d'une pomme d'api ou d'un œuf. Généralement, leur nombre est en rapport avec leur volume et plus ils sont nombreux, plus ils sont de petites dimensions. Généralement ils sont lobulaires, c'est-à-dire envahissent un lobule ; quelquefois, on les rencontre occupant plusieurs lobules ensemble, mais très rarement un lobe tout entier. A ce propos, Luzzato cite un cas observé par Jürgensen, où l'hémorrhagie envahissait dans toute leur étendue les lobes moyens et inférieurs du poumon droit. Ordinairement, les gros infarctus occupent le centre des lobes, tandis que les petits sont plutôt situés à la périphérie. Leur couleur est en général noire ou d'un rouge brun foncé et tranche nettement sur celle du poumon avoisinant. Quant à leur forme, elle est celle d'un cône dont la base serait tournée vers la périphérie et le sommet vers le hile du poumon ; disons toutefois que cette forme ne se rencontre pas toujours d'une façon aussi nette dans les infarctus et surtout dans ceux siégeant au milieu d'un lobe, car ces derniers se présentent plutôt sous la forme ovoïde que conique.

Si, maintenant, nous faisons un coupe d'un de ces foyers hémorrhagiques, voici ce que nous observons : La surface de section est noire, compacte et se distingue nettement du tissu pulmonaire ambiant. « Ce tissu est même très pâle autour de ces engorgements hémoptoïques : quelquefois, cependant, il est fortement rosé ou même rouge et infiltré, ou simplement teint, d'une grande quantité de sang vermeil ; dans ce cas même, la démar-

cation entre l'engorgement dense et l'infiltration sanguine dont il s'agit, est presque toujours très tranchée
et circonscrite par des lignes droites. » De plus, l'engorgement est aussi considérable, au point où cesse
l'induration, que vers son centre et le tissu pulmonaire
environnant est le plus souvent crépitant et sain. Ajou-
tons cependant, d'après Grisolle, que si la mort est
arrivée peu après le début des accidents, il peut se faire
que la délimitation ne soit point brusque, mais qu'elle
ait lieu insensiblement, c'est-à-dire qu'une partie de
l'épanchement soit coagulée, tandis que l'autre ne l'est
pas encore. MM. Hosse, Rokitansky et Gueneau de Mussy,
ont surtout insisté sur cette particularité.

Il serait possible quelquefois de prendre un infarctus
pour un noyau de pneumonie lobaire ; cependant si l'on
veut bien faire attention à certains signes qui différen-
cient ces deux lésions, on pourra se convaincre que :
tout d'abord, la densité de l'infarctus est plus grande
que celle du noyau pneumonique ; que sa couleur, d'un
rouge brun homogène est beaucoup plus uniforme que
celle de ce dernier. De plus, en raclant avec un scapel
la surface de section d'un de ces foyers hémorrhagiques,
on enlève un peu de sang coagulé, mais il n'y a pas
d'écoulement de sérosité sanguinolente, comme dans
l'hépatisation. Un point qui peut encore donner lieu à
la confusion, c'est l'aspect souvent grenu de la coupe
de l'infarctus ; et bien même encore, dans ce cas, un
examen attentif doit faire éloigner cette cause d'erreur,
car, comme Laennec l'a très bien fait remarquer, les
granulations hémoptoïques sont plus grosses que dans
la pneumonie.

Enfin, nous terminerons cette étude macroscopique de l'infarctus en énumérant ses principaux caractères distinctifs, qui sont : sa couleur brun foncé ou même noire, sa densité énorme et ses granulations volumineuses.

Si, maintenant, après avoir fait durcir dans l'alcool des morceaux de poumon ainsi altéré, on en fait des coupes que l'on colore par le picro-carminate d'ammoniaque, voici ce que l'on observe : Les alvéoles sont remplis de globules sanguins, tassés et déformés, parmi lesquels on rencontre, de place en place, quelques leucocytes qui, eux, empruntent au carmin leur coloration rouge, ce qui permet de les distinguer ; au milieu de ces globules, on aperçoit aussi quelques réseaux de fibrine et des cellules épithéliales quelquefois en nombre assez considérable et présentant dans leur intérieur des granulations pigmentaires plus ou moins abondantes, suivant que l'épanchement est récent ou ancien. Les travées interalvéolaires se distinguent aussi très bien par la coloration des éléments qui les constituent et c'est même là ce qui permet, dans certains cas, de constater la rupture de certaines d'entre elles. Les capillaires qui sont répandus en si grand nombre à la surface de ces travées, sont remplis de sang et très distendus par ce liquide. Förster prétend, en outre, que tous les tissus sont colorés en rouge par l'hématine.

Nous ajouterons avec M. Duguet, que l'aspect d'une coupe d'infarctus est à peu près analogue à celui d'un angiome caverneux.

Si nous poursuivons plus loin notre examen, nous voyons que les dernières ramifications bronchiques sont aussi complètement obstruées par du sang coagulé et

c'est même ce sang qui, obturant entièrement les bronchioles et les infundibula, donne à la surface de section
de l'infarctus son apparence granuleuse, distincte,
comme nous l'avons déjà dit, de celle de la pneumonie. Dans cette dernière, il est vrai, ce sont aussi
les infundibula qui sont remplis par la fibrine et par le
pus ; mais les granulations qui en résultent, au lieu
d'être d'un rouge foncé, comme dans l'infarctus, sont
rosées ou grises.

Les vaisseaux sanguins, veines et artères, de toute la
partie malade, sont comme les bronches, remplis de sang
coagulé. C'est Bouillaud, le premier, qui a observé ces
coagulations dans les artères, Laennec ne les ayant vues
que dans les veines. Si donc, on examine la coupe d'une
artériole, on voit que cette dernière est remplie par des
couches de fibrine concentriques, dont les externes sont
plus ou moins adhérentes à la paroi vasculaire ; quelquefois même, les adhérences n'existent pas du tout.
Quand la thrombose date d'un certain temps, on voit la
tunique interne de l'artériole s'enflammer et arriver à
se fusionner avec la partie du caillot directement en
contact avec elle, il se produit alors un véritable bour-
geonnement de l'endartère.

Les vaisseaux lymphatiques, comme les autres, contiennent dans leur intérieur un bouchon sanguin, et ce fait
a été observé plusieurs fois par M. Ranvier ; il donne
même, dans son manuel d'histologie pathologique, une
figure d'une artériole dont la gaine lymphatique est
complètement oblitérée et distendue par le sang et il
ajoute que la facilité du passage de ce sang dans les
lymphatiques pulmonaires tient à ce qu'ils communiquent avec les alvéoles.

Dans les grosses bronches, la quantité de sang épanché n'est quelquefois pas assez considérable pour les oblitérer complètement ; alors elles apparaissent contenant un mucus épais sanguinolent, et au milieu quelques globules blancs et des cellules épithéliales granuleuses, pigmentées, provenant soit des alvéoles, soit de la paroi propre de ces bronches. Et ce sont aussi ces mêmes éléments que l'on retrouve dans les crachats.

Le tissu pulmonaire avoisinant l'infarctus est quelquefois sain, mais le plus souvent hypérémié, œdémateux et est le siège d'une pneumonie, et c'est cette pneumonie qui, pendant quelque temps, a divisé les auteurs, car les uns admettaient qu'elle était antérieure à l'hémorrhagie, les autres qu'elle se produisait en même temps, d'autres, et c'est à peu près l'opinion de tous maintenant, qu'elle était consécutive à l'épanchement sanguin. Cette pneumonie en effet se rencontre très souvent autour de l'infarctus et a pour caractère principal d'être interstitielle ; c'est à elle que l'on doit l'épaississement des travées fibreuses qui d'ordinaire limitent assez bien l'épanchement sanguin.

La plèvre quelquefois subit aussi des altérations consécutives à la formation des noyaux hémorrhagiques. Quand ces derniers sont profonds la séreuse est généralement saine et ne présente rien de particulier à noter, quand au contraire ils sont situés immédiatement sous cette séreuse, celle-ci arrive à s'enflammer et se recouvre de fausses membranes fibrineuses : dans quelques cas il se forme un épanchement pleural sero-fibrineux et même sanguin et cet épanchement peut quelquefois devenir assez considérable pour comprimer le tissu pulmonaire circonvoisin de l'infarctus, tissu qui, au bout de quelque temps, est atelectasié. Dans quelques cas, comme Gendrin et Andral en ont cités, on voit la plèvre se rompre et une quantité de sang parfois très grande se répandre dans sa cavité. C'est un accident de ce genre qui causa la mort de Mahon, professeur à la faculté de médecine de Paris.

Maintenant que devient l'infarctus une fois produit? s'il est volumineux il peut tuer le malade, sans qu'aucune transformation ne se produise dans ses éléments constitutifs, et il en est de même si les foyers hémorrhagiques quoique petits sont très nombreux. Au contraire, si ces mêmes foyers sont peu nombreux, la vie peut être compatible avec leur existence et c'est alors qu'on voit toutes les transformations dont ils sont susceptibles.

Tout d'abord la fibrine, au lieu de rester à l'état fibrillaire peut devenir granuleuse, les globules rouges, après avoir perdu leur hémoglobine peuvent aussi se transformer en granulations. A ce moment il se produit une véritable pneumonie catharrale ; les cellules épithéliales des alvéoles perdent leur forme, se tuméfient, se détachent des parois et se remplissent de granulations pigmentaires provenant de la matière colorante du sang ; on voit aussi leurs noyaux se segmenter et se multiplier. Alors l'infarctus perd de sa consistance et de sa couleur, il devient d'un rouge jaunâtre et à la suite de ce travail de dégénérescence, une partie du contenu des alvéoles est expulsée par les bronches et l'autre résorbée. Toutetefois ce n'est qu'au bout d'un temps assez long que le poumon redevient perméable à l'air. Dans certains cas même il reste pour toujours imperméable, les produits de l'hémorrhagie n'ayant été que très incomplètement évacués ou résorbés. Alors, d'après Duguet, « le parenchyme pulmonaire à ce niveau s'atrophie et se transforme quelquefois en un tissu compact, lardacé, fortement pigmenté en noir, ce qui justifie la dénomination d'hématode que Walshe donne à ce noyau. » Quand les produits hémorrhagiques sont résorbés il faut, comme nous l'avons déjà dit, un temps assez long pour permettre aux foyers de disparaître ; toutefois les auteurs ne sont pas encore bien édifiés sur le moment précis où ce travail d'élimination est terminé. Carswell pense que quelques semaines doivent suffire. Graves, au contraire, prétend avoir rencontré dans le poumon des restes de noyaux hémorrhagiques sept ans après le début de la maladie.

L'infarctus hémoptoïque peut aussi se transformer en pneumonie caséeuse, qui peut arriver au ramollissement et à la caverne ; cette dernière le plus souvent s'ouvre du côté des bronches, et une fois vidée peut se cicatriser, de là sans doute, d'après Rousset, une partie de ces cicatrices que l'on rencontre assez fréquemment dans les poumons.

Enfin la gangrène de l'infarctus ou des tissus circonvoisins s'observe quelquefois. Et d'après M. H. Guéneau de Mussy, on s'en rend très bien compte si l'on songe à la désorganisation grave que subit la parenchyme pulmonaire, et à la communication qui s'établit entre l'air extérieur et le foyer apoplectique.

D'après Duguet « il est probable que l'infarctus joue, par rapport au poumon, le rôle d'un corps étranger très irritant, et il est possible aussi que la compression des vaisseaux nourriciers du poumon par l'infarctus soit directement la cause de cette mortification. »

Ce même auteur cite un cas, rapporté par Förster, où la gangrène s'était localisée uniquement à la périphérie de l'infarctus qui alors se trouvait « isolé et séparé du tissu environnant par une couche mince d'une masse purulente et sanieuse, de sorte qu'il existait ainsi une sorte de cavité dans laquelle le caillot était comme enchâssé. »

Dans ces cas « certains auteurs, et notamment M. Guéneau de Mussy, ont contesté qu'il y eût alors réellement gangrène ; ils ont avancé que le plus souvent c'était non une mortification des tissus, mais seulement une putréfaction du sang épanché qui s'était produite par le contact de l'air ; ce ne serait là par conséquent, qu'un phénomène purement chimique et absolument indépendant de toute action vitale. » Cette opinion est en opposition avec les observations que M. Genest a publiées. On a dit aussi que quelquefois la guérison de l'infarctus s'opérait par la formation autour du foyer hémorrhagique d'une véritable membrane kystique. Quelques faits de ce genre ont, paraît-il, été observés par MM. Bouillaud et Robert Law. Disons toutefois que ces cas sont excessivement rares et ne sont qu'un mode de terminaison exceptionnel des hémorrhagies pulmonaires.

Quelques auteurs ont de leur côté rapporté à des infarctus guéris, certaines cicatrices fibreuses ou même fibro-cartilagineuses que l'on rencontre parfois dans les poumons.

Telle est à peu près la description anatomique de l'infarctus, son évolution et ses différents modes possibles de terminaison.

Cette étude, très incomplète il est vrai, mais à laquelle

nous ne voulons pas nous attarder, pour passer directement à l'expérimentation, pourrait être complétée par
le remarquable chapitre d'anatomie pathologique que
l'on trouve dans la thèse d'agrégation de M. Duguet et
dont ces quelques pages ne sont pour ainsi dire que le
résumé imparfait.

EXPÉRIMENTATION

Les expériences déjà anciennes de Cruveilhier, celles
de Virchow, de Cohn et de beaucoup d'autres expérimen-
tateurs, ont montré que l'infarctus expérimental était de
nature hémorrhagique et ressemblait en tous points à
l'infarctus hémoptoïque de Laennec. L'examen microscopique est encore venu confirmer cette opinion.

Virchow dans une expérience, 68 heures après l'introduction dans l'artère pulmonaire de petits morceaux
de graisse et de caoutchouc, rencontra sur la plèvre de
nombreuses taches ecchymotiques de diverses étendues
et dans le voisinage des vaisseaux obturés, le tissu pulmonaire se trouvait hypérémié et était le siège d'une
hémorrhagie intense.

Dans une autre expérience, sur un chien mort 110
heures après l'introduction de petits morceaux de
moelle de sureau dans les branches de l'artère pulmonaire, il trouva certaines régions présentant des lésions
analogues à celles de l'infarctus hémoptoïque.

Par contre, Virchow cite des expériences où ces mêmes
corps emboliques introduits dans la petite circulation

n'ont amené aucunes lésions du parenchyme pulmonaire. Il relate, entre autres, le fait d'un chien chez lequel avaient été entroduits trois fragments de caoutchouc dans l'artère pulmonaire. Ce chien fut sacrifié, trois mois après, au milieu d'une santé parfaite: le cœur était normal, les poumons sains et perméables à l'air, et cependant les vaisseaux du lobe inférieur étaient si complètement obstrués, qu'une injection poussée par le tronc principal ne pouvait dépasser les obstacles.

D'après ces observations, il découle le fait suivant que, dans les mêmes conditions d'expérimentation, il peut arriver que tantôt l'on constate la présence d'infarctus, tantôt au contraire l'absence totale de toutes lésions du parenchyme pulmonaire.

Cette inconstance dans les phénomènes produits par l'embolie, Panum l'observa quelques années plus tard, et après lui Conheim et Litten la signalèrent dans leurs travaux.

« (1) Lorsqu'une branche de l'artère pulmonaire est oblitérée par un embolus simple, on observe fréquemment en arrière du point bouché un infarctus hémorrhagique ; mais on rencontre plus souvent encore des oblitérations des rameaux de l'artère pulmonaire, sans aucune altération anatomique du poumon et sans que les individus qui en sont atteints aient jamais accusé de dyspnée pendant la vie. Cette différence dans les conséquences de l'embolie de l'artère pulmonaire est déjà bien curieuse, mais il y a mieux. Lorsque l'on expérimente sur les animaux et que l'on fait pénétrer dans le

____

(1) Conheim et Litten.

courant circulatoire de petits morceaux de cire, qui conviennent parfaitement pour ce genre d'expérience, on trouve quelquefois dans le même poumon des embolies suivies d'infarctus, et d'autres sans aucune altération du parenchyme pulmonaire. »

A quoi peut-on donc attribuer cette inconstance dans la présence de l'infarctus, puisque dans les deux cas l'artère pulmonaire est aussi complètement obstruée et que le coagulum offre des caractères identiques.

Pour Virchow, si des emboles identiques déterminent dans le poumon des effets aussi variables, cela tient à des circonstances spéciales aux diverses parties de l'organe envahi, et qui réservent dans certains points au caillot migrateur des conditions plus ou moins favorables à sa décomposition ; comme, par exemple, le voisinage des bronches plus ou moins aérées, plus ou moins imbibées de sécrétions catarrhales.

Pour Bertin, le caillot n'est jamais responsable, et sa situation spéciale seule peut expliquer la diversité des phénomènes produits.

Toutefois nous ne voulons pas insister plus longtemps sur ce point de la question, qui est encore loin d'être élucidé, et nous passerons de suite à nos recherches expérimentales.

Les quelques expériences que nous avons pu faire ont eu pour but de rechercher si l'embolie par elle-même pouvait produire l'infarctus hémoptoïque et quel était le mode de formation de l'hémorrhagie.

Première Expérience

Le 23 février, à 10 heures du matin, avec le concours de M. Mattis, chef de clinique médicale à l'Ecole vétérinaire, nous attachons sur la table d'opérations un chien d'arrêt de moyenne taille, robuste et bien portant et âgé de 5 à 6 ans.

Ce chien, quoique ayant été mordu quelques jours auparavant par un chien enragé, ne présentait encore aucun des symptômes de la rage, et jusqu'à sa mort nous n'avons rien remarqué d'anormal chez cet animal.

Nous commençons par mettre à nu la veine jugulaire sur une longueur de 4 à 5 centimètres. Puis après avoir placé sur la partie supérieure de cette veine une première pince à pression destinée à y arrêter le cours du sang, nous en fixons une seconde sur la partie inférieure de façon à empêcher le reflux de ce sang du cœur droit.

Ce premier temps de l'opération terminé, nous pratiquons sur notre veine dans la portion comprise entre les deux pinces, une petite incision longitudinale d'environ 4 à 5 millimètres de longueur : puis par cette ouverture nous y introduisons successivement huit boulettes de cire molle, de la grosseur d'une petite tête d'épingle en verre. Enfin nous prenons entre les mors d'une troisième pince les deux lèvres de notre ouverture et nous enlevons les deux autres pinces, de façon à laisser se rétablir le cours du sang dans notre veine et à permettre à nos boulettes d'être entraînées dans le cœur droit. C'est en effet ce qui arrive, et au bout de quelques minutes on peut se convaincre qu'aucune d'elles ne s'est arrêtée en route.

A ce moment, alors, nous plaçons deux ligatures sur notre jugulaire et après avoir suturé la peau nous remettons en liberté l'animal, qui ne paraît nullement gêné de l'opération qu'il vient de subir.

Comme dans cette expérience et dans celles qui suivent nous n'avons pas eu pour but l'étude des symptômes produits par l'oblitération de l'artère pulmonaire, nous n'avons pas tenu le chien en observation.

Notons cependant en passant, ce fait que nous avons pu constater au moment de procéder à l'abatage. L'animal paraissait très fatigué, abattu, ses mouvements respiratoires étaient très fréquents, saccadés, en un mot il était atteint de dyspnée très intense.

Nous le faisons abattre le 25, à 1 heure de l'après-midi, c'est-à-dire environ 52 heures après avoir produit chez lui des embolies pulmonaires.

AUTOPSIE. — A l'ouverture du thorax, les plèvres des deux côtés paraissent saines et on ne constate ni fausses membranes fibrineuses à la surface, ni épanchement dans leurs cavités.

Le poumon gauche est aussi absolument sain, crépitant dans toute son étendue et ne présente aucun noyau induré dans son intérieur, les bords seuls de ce poumon sont le siège d'un léger emphysème. Le poumon droit au contraire est atteint de plusieurs lésions, lésions cependant qui sont localisées dans certains lobes.

Le lobe antérieur paraît à peu près sain, quoiqu'un peu congestionné. Quant au lobe moyen il présente sur

sa face externe et un peu postérieure une tache noire
hémorrhagique encore assez grande, un peu allongée
quoique irrégulière et à ce niveau la plèvre semble légèrement soulevée. Cette tache est de plus entourée d'une
aréole rose foncé, tranchant nettement sur le rose clair
du parenchyme sain. A cette hémorrhagie sous-pleurale
correspond une nodosité assez volumineuse, que l'on
sent très distinctement au palper et qui envahit le tissu
pulmonaire dans une assez grande profondeur. Cette
nodosité bien limitée semble pouvoir être comparée comme
grosseur à un petit œuf de pigeon.

Le lobe postérieur, lui aussi, paraît être le siège de
lésions analogues. On ne rencontre il est vrai aucune tache
hémorrhagique sous-pleurale, mais toute la partie antérieure de ce lobe paraît tuméfiée et présente une coloration rouge foncé, qui toutefois n'est pas uniforme mais
parsemée de petits îlots ou plus foncés encore, ou au contraire plus clairs. Toute cette portion du poumon, par sa
couleur, se limite très bien de la portion du lobe relativement saine.

Au milieu de cette zone de congestion intense et à travers le parenchyme pulmonaire on perçoit encore par le
palper un second noyau induré, mais beaucoup plus petit
que le précédent et à peu près de la grosseur d'une
noisette.

Le lobule azygos sain n'est même pas congestionné.

A la coupe, ces deux noyaux indurés ressemblent parfaitement à deux infarctus hémorrhagiques et leur surface de section, d'un rouge très foncé presque noirâtre,
présente très nettement l'aspect granuleux, qui a été
décrit comme un des caractères distinctifs de ces lésions.

Leur forme est aussi à peu près celle décrite par les auteurs ; le plus volumineux ressemble assez à un petit œuf dont la petite extrémité serait dirigée vers le hile du poumon, l'autre, de forme quoique un peu irrégulière, est plutôt conique. Tous deux paraissent assez bien limités et tranchent par leur couleur sur le tissu du parenchyme pulmonaire environnant.

Si maintenant nous disséquons avec soin l'artère pulmonaire, voilà quel est le résultat de nos observations :

Tout d'abord rien à noter dans le lobe antérieur.

Dans le lobe moyen, au contraire, nous trouvons trois des divisions de l'artère pulmonaire, se rendant à l'infarctus, oblitérées par nos boulettes de cire ; deux des divisions en contiennent chacune une, la troisième deux, placées immédiatement l'une au bout de l'autre.

Toutes ces boulettes de cire paraissent comme enchâssées dans un caillot fibrineux qui se prolonge au-delà dans les ramifications de l'artère. Mais ce qu'il y a aussi d'intéressant à noter, c'est qu'en deçà de ces corps emboliques l'artère est absolument vide et ne contient dans son intérieur aucune concrétion sanguine.

Pour le lobe postérieur, le résultat de nos recherches est identique à celui que nous avons donné pour le lobe moyen. Seulement ici nous ne trouvons qu'une branche de l'artère pulmonaire oblitérée et cette oblitération est produite par nos quatre boulettes placées les unes à la suite des autres.

Rien à noter du côté du lobule azygos.

Le cœur paraît sain et ne présente aucune lésion de ses orifices et de ses valvules.

EXAMEN HISTOLOGIQUE. — Sur des coupes pratiquées
dans un de ces noyaux hémorrhagiques et comprenant
à la fois le vaisseau oblitéré et les tissus environnants.
Voici ce que l'on observe :

Les alvéoles sont remplis de globules rouges au milieu
desquels on remarque un assez grand nombre de cellules
épithéliales desquamées et tuméfiées ; quelques-unes
contiennent dans leur intérieur des granulations pigmentaires. A côté de ces éléments on voit encore quelques
globules blancs et des cristaux d'hématine disséminés
çà et là ; toutefois c'est au voisinage du vaisseau oblitéré
que ces cristaux sont le plus abondants. La fibrine qui
dans certains points se distingue à peine, se montre au
contraire très abondante par place et se présente alors
sous ses deux aspects fibrillaire et granuleux.

Les cellules épithéliales qui tapissent encore les parois
des alvéoles sont tuméfiées, de forme globuleuse, et
possèdent un noyau volumineux ; quelques-unes au lieu
de présenter un noyau unique en contiennent deux.

Les bronches aussi méritent d'arrêter un instant l'attention et plus spécialement la bronche qui accompagne
l'artère oblitérée. En général les petites ramifications
bronchiques sont comme les alvéoles remplies par le
sang, quant aux bronches plus volumineuses elles ren-
ferment en plus ou moins grande quantité un mucus
d'aspect très granuleux au milieu duquel on rencontre
quelques cellules épithéliales et de nombreux globules
rouges. Outre cela, la bronche voisine de l'artère oblitérée
présente des lésions intéressantes à noter, qui sont des
lésions inflammatoires du tissu conjonctif situé autour
des glandes et des segments cartilagineux, de plus ce

tissu est complètement infiltré de globules rouges et comme dissocié par le sang.

Si nous arrivons maintenant aux vaisseaux, on voit que tous sont remplis et dilatés par le sang, les veines comme les artères. Un seul présente dans son intérieur un véritable caillot fibrineux et celui-là est le vaisseau oblitéré par l'embolie. C'est aussi celui-là que nous allons étudier plus spécialement et dans plusieurs points différents.

Au niveau de notre boulette de cire, nous voyons d'abord la paroi vasculaire tout entière être le siège d'une prolifération inflammatoire très vive, c'est à peine même si en ce point on reconnait quelques-uns des éléments constitutifs des tuniques artérielles. L'artère n'est pour ainsi dire plus constituée que par une zone de tissu embryonnaire, au milieu duquel cependant on arrive à distinguer quelques cellules pouvant rappeler de loin l'existence de fibres musculaires lisses et avec cela quelques débris de fibres élastiques, qui même dans certains points, n'existent plus qu'à l'état de grains élastiques. On est donc en présence d'une inflammation très vive qui a détruit les tuniques de l'artère. A ce niveau la gaine lymphatique est remplie de sang et de nombreux globules se rencontrent aussi au milieu de ce tissu inflammatoire assez lâche, qui à lui seul constitue toutes les tuniques artérielles.

Si nous examinons une autre coupe, mais celle-là portant sur un point de l'artère situé au-dessous de l'embolus, nous voyons alors l'état des choses changer complètement. Ici plus d'inflammation, ou du moins une inflammation de peu d'intensité et portant surtout sur la tunique externe. Toutefois toutes les tuniques se distinguent très bien, ainsi que les éléments qui les composent. A ce niveau la lumière du vaisseau est totalement oblitérée par un caillot fibrineux, mais qui ne présente aucune adhérence avec les parois.

Enfin en examinant l'artère dans un point plus éloigné encore de l'embolus on voit alors que tous les phénomènes inflammatoires ont disparu, mais que le caillot existe toujours, ce qui montre que l'inflammation s'est localisée autour du corps embolique.

Plusieurs conclusions peuvent être tirées de cet examen. La première est que dans le cas qui nous occupe l'infarctus est bien d'origine embolique ; la seconde est que, si l'embolie peut être regardée comme la cause de l'hémorrhagie, elle n'en est du moins que la cause indirecte, c'est-à-dire qu'elle la produit secondairement. En effet, nous pensons que l'embolie, par sa présence, détermine tout d'abord une inflammation très vive des tuniques artérielles, inflammation qui peut amener leur destruction totale ; en second lieu, nous admettons très bien que la pression sanguine, agissant sur des tissus de moindre résistance, comme le tissu inflammatoire, peut en dissocier les éléments, alors seulement on voit l'hémorrhagie se produire.

Ainsi donc, l'infarctus pour sa production a besoin de quelque chose de plus qu'une oblitération vasculaire ; il lui faut encore une inflammation et même une rupture de vaisseau.

Une dernière conclusion que l'on pourrait encore tirer de cette expérience, surtout d'après l'examen macroscopique, serait que le volume de l'infarctus est en rapport :

1° avec le volume de la branche artérielle oblitérée ;
2° avec le nombre des artères oblitérées.

Deuxième Expérience

Le 25 février, à quatre heures de l'après-midi, nous
procédons à une seconde expérience sur un chien mâtiné,
de forte taille, âgé de 6 à 7 ans et paraissant jouir d'une
parfaite santé.

Après lui avoir introduit dans la jugulaire droite neuf
boulettes de cire, en employant le même procédé que pour
notre première expérience, nous attendons quelques
heures avant de le sacrifier. Le lendemain 26, à 9 heures,
c'est-à-dire 17 heures après l'opération, nous le faisons
abattre comme le premier, pour nous livrer ensuite à nos
recherches.

AUTOPSIE. — Rien à noter du côté des plèvres, ni exsu-
dat, ni fausses membranes.

A première vue, le poumon droit paraît sain, toutefois,
pour en avoir une certitude absolue, nous disséquons
avec soin les branches de l'artère pulmonaire s'y rendant
et nous constatons que rien d'anormal ne s'est passé de
ce côté.

Quant au poumon gauche, rien de particulier dans les
lobes antérieur et moyen, le lobe postérieur seul paraît
malade et présente, dans sa moitié postérieure toute
entière, une teinte congestive très marquée. Cette
teinte, d'un rouge brun, est marbrée de taches plus

foncées et de dimensions diverses, mais aucune de ces taches ne présente l'aspect hémorrhagique. Toute cette zone de congestion est de plus très tuméfiée et œdémateuse et paraît séparée du parenchyme sain par un véritable bourrelet qui la limite très exactement. Par le palper, on ne sent à ce niveau aucun point induré pouvant faire penser à la présence d'un infarctus. A la coupe de cette portion du poumon, on voit s'écouler un liquide légèrement sanguinolent et spumeux ; mais peu de congestion, ce qui nous a même étonné, vu l'état congestif de la plèvre correspondante. Ce qui domine donc, c'est l'œdème.

Si nous passons maintenant à l'examen de la branche de l'artère pulmonaire qui se rend à ce lobe, voici quel a été le résultat de nos recherches :

Une des premières branches de ramification de cette artère se trouve oblitérée par deux boulettes de cire placées bout à bout. Plus loin, trois autres branches artérielles, de plus petit calibre, se trouvent aussi oblitérées, l'une par une seule boulette, les deux autres par deux. Notons aussi que ces quatre branches de l'artère, se trouvent situées dans la portion œdémateuse du poumon.

Enfin, en complétant nos investigations, nous retrouvons nos deux dernières embolies dans deux artères différentes de la portion du poumon relativement saine.

Ce qu'il est intéressant maintenant de faire remarquer, c'est que, dans toutes ces artères, on ne trouve de caillot qu'au delà du corps oblitérant, mais ce caillot paraît se prolonger assez loin dans leurs ramifications. De plus, à partir de l'oblitération, on voit aussi autour de ces vaisseaux une zone hémorrhagique qui leur dessine une gaine lymphatique et paraît les suivre assez loin dans leur trajet à travers le parenchyme pulmonaire.

Le cœur paraît sain.

EXAMEN HISTOLOGIQUE. — Si on examine au microscope une coupe de la partie du poumon œdématié, surtout au voisinage d'une artère oblitérée, voici ce que l'on observe :

Les alvéoles, en général, sont vides et ne présentent guère dans leur intérieur que quelques cellules épithéliales desquamées ayant subi la tuméfaction trouble ; celles qui sont encore adhérentes aux parois paraissent aussi plus volumineuses et plus nombreuses qu'à l'état normal, toutes sont plus ou moins granuleuses. Outre ces légères lésions catarrhales, on voit encore par place de véritables ilots de pneumonie lobulaire ; dans ces points, les alvéoles sont entièrement remplis par des cellules lymphatiques, au milieu desquelles on distingue quelques fins réseaux de fibrine ; toutefois, cette substance se montre plutôt sous sa forme granuleuse que fibrillaire. Ces ilots de pneumonie se rencontrent surtout autour des bronches et des vaisseaux et plus spécialement autour des vaisseaux oblitérés par les embolies.

Les bronchioles, par place, sont aussi remplies et distendues par des cellules lymphatiques, mais leur revêtement épithélial ne paraît pas aussi altéré qu'on pourrait le croire, d'après l'intensité des lésions périphériques. Les divisions bronchiques, plus volumineuses, contiennent des amas de mucus, au milieu duquel on trouve de nombreuses cellules lymphatiques et quelques grosses cellules globuleuses, à noyaux vésiculeux, provenant des alvéoles. La paroi fibro-musculaire de ces bronches et leur gaîne celluleuse sont aussi infiltrées de ces mêmes cellules lymphatiques ; quant aux segments cartilagineux, ils prennent aussi un peu part à l'inflammation, et dans certains points on voit les capsules tuméfiées et renfermant plusieurs noyaux, et à côté d'eux quelques granulations réfringentes, ressemblant assez à des granulations graisseuses. Disons, cependant, que ces altérations du cartilage sont loin d'être aussi étendues et accentuées que celles qui se rencontrent dans les autres tissus voisins. Ces lésions que nous signalons dans les bronches ne se montrent pas dans toutes, mais sont surtout très évidentes dans la bronche qui accompagne l'artère oblitérée.

Les vaisseaux sont en général remplis par du sang, cependant plusieurs d'entre eux ne contiennent que des cellules lymphatiques et présentent une inflammation très vive de leurs tuniques ; inflammation qui se rencontre surtout dans les points où ces vaisseaux ont été obstrués par des embolies.

En effet, si on fait une coupe microscopique à ce niveau, on ne trouve plus aucun des éléments qui précédemment constituaient les tuniques artérielles ; à peine y reconnait-on cependant quelques minces débris de fibres élastiques ; tout est remplacé par du tissu embryonnaire dont les éléments cellulaires, très nombreux, sont disposés au contact les uns des autres en séries parallèles à la surface. La tunique externe aussi prend part à ce processus inflammatoire et on la voit très épaissie et infiltrée de jeunes éléments. De plus, au milieu de tout ce tissu de nouvelle formation, on constate encore la présence de quelques globules rouges.

Dans une seconde coupe, passant cette fois au-dessous du corps étranger qui constitue l'embolie, on voit que l'état inflammatoire des tissus est à peu près le même, seulement à ce niveau nous trouvons l'artère oblitérée par un caillot, ne ressemblant cependant pas à celui que nous avons trouvé dans notre première expérience : au lieu d'être en présence d'un caillot composé presque uniquement de fibrine comme dans notre premier cas, nous voyons l'artère oblitérée par un amas de cellules lymphatiques au milieu desquelles on ne distingue que quelques rares filaments fibrineux.

Par des coupes successives on remarque que plus on s'éloigne du siège du corps embolique, plus l'inflammation diminue, et il arrive même un moment où on retrouve les tuniques de l'artère presque à leur état normal. Toutefois, même à ce niveau, la stucture du caillot qui oblitère le vaisseau est la même.

Dans cette expérience ce qui nous frappe c'est la rapidité d'évolution du processus inflammatoire, et l'intensité des lésions produites par nos embolies, dans un temps relativement très court, ne peut trouver son explication que dans l'infection des corps étrangers dont nous nous sommes servis. Du reste, les résultats de notre troisième expérience viennent à l'appui de cette opinion.

Dans le cas présent nous croyons expliquer l'absence d'infarctus par l'intensité même de l'inflammation. En effet, au voisinage de l'artère tous les tissus sont tellement malades et les éléments ont tellement proliféré qu'ils forment une barrière infranchissable au torrent sanguin, ce qui fait que l'on ne rencontre qu'une simple infiltration de sang, qui ne peut être considérée comme une véritable hémorrhagie. Du reste cette infiltration est très limitée et très peu abondante.

Troisième Expérience.

Le 4 avril, à 9 heures du matin, nous introduisons sept boulettes de cire dans la jugulaire droite d'un chien, âgé d'environ six mois et nous le laissons vivre encore 24 heures.

Disons, avant de poursuivre plus loin nos recherches, que, dans ce cas, nous avons pris toutes les précautions nécessaires pour nous mettre à l'abri de l'infection, et être à peu près certain d'avoir des embolies aseptiques.

Le 5, à 9 heures, nous faisons tuer l'animal et nous procédons à l'autopsie.

Autopsie. — Rien à noter du côté du cœur et des plèvres.

Les poumons présentent dans toute leur étendue leur couleur normale et, à part un emphysème assez marqué du lobe antérieur des deux côtés, ils paraissent à première vue parfaitement sains. A la coupe on ne remarque rien de particulier.

Dans le lobe antérieur gauche on trouve une artère oblitérée par deux boulettes et le même fait se rencontre dans le lobe postérieur du même côté.

Dans le lobe moyen droit on trouve aussi deux boulettes dans une des premières branches de ramification de l'artère pulmonaire et la dernière c'est-à-dire la septième est logée dans une artère du lobe postérieur.

Dans toutes ces branches artérielles on constate ce que nous avons déjà noté dans nos autres expériences, c'est-à-dire la présence d'un caillot faisant suite à l'embolie mais ne présentant aucune adhérence avec les parois vasculaires. Autour de ces vaisseaux rien de pathologique à l'œil nu.

EXAMEN HISTOLOGIQUE. — Le parenchyme pulmonaire est envahi par l'emphysème dans une assez grande étendue et l'on rencontre des vacuoles d'emphysème de dimensions très variables dans les deux poumons, toutefois c'est du côté droit que se voient les plus grandes. Les cellules épithéliales des cloisons sont très altérées par place et en train de subir la dégénérescence graisseuse ; quelques-unes même ne sont plus constituées que par de petits amas de granulations graisseuses au milieu desquelles on a de la peine à distinguer un noyau faiblement coloré en rouge, dernier reste de la cellule.

Les bronches sont le siège d'une inflammation catarrhale subaiguë, et les lésions que l'on rencontre ne portent guère que sur le revêtement épithélial. Au milieu des cellules cylindriques à cils vibratiles on aperçoit un certain nombre de cellules muqueuses, volumineuses et à contenu clair dont le noyau se trouve situé près de la membrane basale ou pour mieux dire vers le point d'implantation de la cellule sur cette membrane. Dans l'intérieur de la bronche et à la surface de la muqueuse il existe aussi des amas de mucus plus ou moins volumineux renfermant de nombreuses granulations graisseuses et quelques débris de cellules épithéliales.

Les vaisseaux en général sont remplis par du sang et ne paraissent pas altérés.

C'est tout au plus même si l'on voit se passer quelques-uns des phénomènes de l'inflammation dans la tunique interne de l'artère oblitérée et encore ne se rencontrent-ils exclusivement que dans les endroits où la paroi se trouve en contact avec le corps étranger qui constitue l'embolie. A ce niveau on constate la présence de quelques jeunes éléments à la surface de l'endartère et tout s'en tient là ; ce n'est donc qu'une endartérite très légère et très limitée. Quant aux autres tuniques elles sont absolument saines.

Comme nous l'avons déjà dit, au-dessous de l'embolie le vaisseau se trouve oblitéré par un caillot qui, comme dans notre premier cas, est un caillot fibrineux non adhérent aux parois vasculaires et qu'on retrouve dans quelques-unes des branches de ramification. Au niveau de ce caillot aucune altération des tuniques de l'artère, même dans les points situés immédiatement au-dessous de l'embolie, et la tunique interne elle-même ne présente plus aucune trace d'inflammation.

Cette expérience arrive donc bien à l'appui de ce que nous disions plus haut et montre bien que dans notre second cas les phénomènes inflammatoires de grande intensité, que nous avons vu se développer si rapidement, sont bien dus à l'infection des corps emboliques dont nous nous sommes servis.

Nous devons dire aussi que si les précautions antiseptiques ne nous mettent pas absolument à l'abri de l'in-

flammation, elles en retardent du moins la production et
en diminuent considérablement l'intensité.

Quatrième Expérience

Cette expérience, comme la précédente, est faite avec
toutes les précautions antiseptiques désirables. Seulement, nous avons à noter ici un fait important ; le chien
dont nous nous sommes servis, âgé de 15 ans environ,
était porteur de différentes lésions cardiaques assez faciles
à constater pendant sa vie, et caractérisées par différents
souffles. Deux de ces souffles siégeaient à la pointe du
cœur, l'un au niveau de l'orifice mitral, l'autre au niveau
de l'orifice tricuspide ; un troisième souffle s'entendait
encore à la base, et celui-là, beaucoup plus rude que les
précédents, se propageait assez loin dans l'aorte, le long
de la colonne vertébrale. Ayant donc bien établi ce fait,
que notre chien était un cardiaque, nous continuons
maintenant notre expérience.

Le 22 avril, à 9 heures du matin, nous lançons dans
la circulation pulmonaire de notre animal 10 boulettes
de cire et nous ne le sacrifions que le surlendemain, 24,
à la même heure, c'est-à-dire 48 heures après.

Autopsie. — Le cœur un peu gros, présente une assez
forte dilatation de son ventricule droit, en même temps
qu'une insuffisance tricuspide. Quant au ventricule gauche, son endocarde est parsemé de taches jaunâtres
intéressant aussi assez profondément le muscle cardiaque
lui-même ; ce sont de véritables plaques d'endo-myocar-

dite ; toutefois, disons que, chez le chien, cette myocardite est assez fréquente et que l'animal, souvent, ne paraît pas se ressentir sensiblement de sa présence. Outre cette première lésion, on trouve encore, de ce côté, une insuffisance mitrale très marquée et un rétrécissement de l'orifice aortique.

Ainsi donc, les trois souffles que nous avons constatés chez l'animal vivant, sont bien expliqués par ces trois lésions, insuffisance mitrale, tricuspide et rétrécissement aortique. Voilà pour le cœur.

Rien à noter du côté des plèvres.

Les poumons eux-mêmes, à première vue, ne paraissent pas malades et présentent leur couleur normale : ce n'est que par un examen plus minutieux et en faisant des coupes à travers le parenchyme pulmonaire, que l'on arrive à y découvrir certaines lésions, intéressant même plus particulièrement les bronches que le tissu propre du poumon. On est en présence d'une bronchectasie énorme, généralisée un peu dans tous les lobes du poumon, mais un peu plus marquée dans les lobes postérieurs des deux côtés.

En disséquant ou mieux en ouvrant les bronches, à partir du hile du poumon, on voit qu'elles sont dilatées dans toute leur longueur, par conséquent qu'on est en présence d'une dilatation cylindrique. Cette dilatation porte non seulement sur les grosses bronches, mais encore sur les petites, en un mot, sur à peu près tout le système bronchique.

Dans les lobes postérieurs où les lésions sont plus accentuées, le poumon ne paraît plus constitué que par une série de conduits ramifiés et séparés les uns des

autres par de minces travées formées par les alvéoles.
Pour mieux dire, il ne reste, pour ainsi dire, plus de
tissu pulmonaire proprement dit.

La muqueuse bronchique, examinée à l'œil nu, est
lisse, grise, semi-transparente et couverte de mucus
clair.

Si nous revenons maintenant à l'étude du sujet principal qui nous occupe, disons tout de suite que la plupart
de nos embolies sont situées dans le poumon droit,
quatre dans le lobe postérieur, une dans le lobe moyen
et trois dans le lobe antérieur. Restent deux de nos
boulettes, que l'on retrouve dans le lobe postérieur du
poumon gauche.

Dans ce cas, comme dans les précédents, nous constatons toujours la présence d'un caillot situé au-delà de
l'obstacle. De plus, autour de chaque artère oblitérée se
montre une petite zone hémorrhagique qui semble lui
constituer une gaine lymphatique pleine de sang. Toutefois, cette zone ne se rencontre qu'immédiatement au
niveau de l'oblitération, et à quelques millimètres au-
dessous elle a complètement disparu.

Examen histologique. — Les alvéoles sont le siège
d'une pneumonie catarrhale légère, surtout autour des
bronches. A part cela, rien de plus à noter de ce côté.

Les bronches, au contraire, présentent des altérations
beaucoup plus marquées ; altérations intéressant à peu
près tous leurs éléments constitutifs, muqueuse, tuniques
musculaires, tissu conjonctif et segments cartilagineux,
mais cela à des degrés différents.

La muqueuse se poursuit bien sans solution de continuité sur toute la longueur de la bronche, mais dans beaucoup de points, les cellules épithéliales qui la constituent sont tuméfiées, ont perdu leur forme cylindrique, pour prendre la forme cubique, et ne présentent plus à leur surface ni plateau, ni cils vibratiles. Au milieu de ces cellules, plus ou moins déformées, on constate encore la présence d'un certain nombre d'autres cellules volumineuses et à contenu clair ; ce sont là des cellules caliciformes ou muqueuses.

Telles sont, non pas régulièrement, mais par place seulement, les transformations que subit le revêtement épithélial.

Au-dessous de la membrane basale, ou si l'on aime mieux de la muqueuse, le tissu conjonctif est très riche en cellules connectives et en cellules lymphatiques. Quant aux fibres élastiques que l'on doit trouver à ce niveau on n'en rencontre plus que des débris, elles sont toutes plus ou moins détruites.

Tout le tissu conjonctif de la bronche en général, au milieu duquel se trouvent situés le cartilage, les glandes et les fibres musculaires, est très épaissi et infiltré de nombreuses cellules lymphatiques, comme, de plus, il se continue avec le tissu des alvéoles les plus voisins, on voit aussi ces derniers remplis par ces mêmes cellules lymphatiques.

Les fibres musculaires lisses ont presque complètement disparu et on n'en rencontre plus, par ci par là, que de très minces faisceaux. Quant aux segments de cartilage, ils sont eux-mêmes très altérés et presque détruits par place. Par un examen attentif, on suit très bien leur transformation en tissu fibreux ; les capsules se tuméfient, les noyaux prolifèrent et, à un moment donné, on voit ces capsules venir s'ouvrir au milieu du tissu conjonctif le plus voisin, où elles y répandent leur contenu qui n'est autre que des cellules, qui dans la suite deviennent des cellules conjonctives.

Les vaisseaux en général sont remplis par du sang, et nous ne faisons guère d'exception que pour l'artère oblitérée et quelques-unes de ses ramifications qui alors contiennent un véritable caillot fibrineux.

Dans cette expérience, comme dans les précédentes, le point véritablement intéressant à étudier est la partie du vaisseau oblitéré immédiatement en contact avec le corps embolique. A ce niveau en effet toutes les tuniques sont assez vivement enflammées, non pas d'une manière uniforme, mais par place, c'est-à-dire qu'entre deux points très malades on en trouve un troisième beaucoup moins affecté. Ainsi on voit, par exemple, un point où toutes les tuniques du vaisseau sont absolument détruites et remplacées par du tissu embryonnaire, tandis que le point immédiatement voisin présente des lésions de moindre intensité et on peut encore y distinguer très bien l'élément musculaire et élastique.

De toutes les tuniques, les plus vivement atteintes sont certainement l'interne et l'externe, cette dernière surtout : on la voit très épaissie et ses faisceaux de tissu conjonctif ainsi que ses fibres élastiques sont séparés par une quantité considérable de jeunes éléments au milieu desquels on rencontre encore de nombreux globules rouges.

Dans les points où l'on constate encore la présence de cellules musculaires et de fibres élastiques, c'est-à-dire dans les points intermédiaires aux points fortement enflammés, on voit encore les globules rouges en très grand nombre et interposés entre les éléments constitutifs de la tunique comme s'ils les avaient dissociés. Dans certains endroits on voit encore l'endartère produire de véritables bourgeons à l'intérieur du vaisseau et c'est surtout à ce niveau que la tunique moyenne semble aussi prendre part à l'inflammation, et les différents tissus qui la constituent tendent à prendre la structure de la tunique interne enflammée. Ces points ont véritablement l'aspect de coins inflammatoires pénétrant au milieu de tissus relativement peu altérés.

Ces lésions ne se rencontrent guère qu'au point d'arrêt de l'embolie, et à un ou deux millimètres au-dessous, tous les phénomènes inflammatoires ont disparu, à peine cependant y rencontre-t-on encore un peu d'épaississement de la tunique externe. Quant à la tunique interne elle est absolument indemne et le caillot qui oblitère l'artère ne présente avec elle aucune adhérence.

De cette expérience découlent plusieurs faits importants à noter.

Tout d'abord on voit qu'une embolie, même aseptique, peut amener une inflammation assez vive du vaisseau qu'elle oblitère, cela dans un temps plus ou moins long.

En second lieu on constate que dans un vaisseau enflammé, c'est-à-dire constitué en grande partie par du tissu embryonnaire, le sang tend à en dissocier les éléments pour se répandre au dehors. De cette façon on peut très bien concevoir, à un moment donné, la possibilité d'une véritable hémorrhagie, car ce tissu embryonnaire étant très lâche il arrivera probablement un instant

où il ne pourra plus résister à la tension sanguine ;
alors il se déchirera et livrera passage au sang qui, lui,
ira s'épancher dans les tissus environnants, de là la formation d'un véritable infarctus.

Cinquième Expérience

Cette dernière expérience est faite dans les mêmes
conditions que la précédente, c'est-à-dire à l'abri de
toutes causes d'infection, et porte sur un chien de
18 mois environ. Le 5 mars, à 4 heures de l'après-midi,
nous lançons dans la petite circulation de l'animal dix
boulettes de cire et nous ne le sacrifions que le 10, à
4 heures, c'est-à-dire cinq jours après.

AUTOPSIE. — Rien à noter du côté du cœur et des
plèvres.

Les poumons vus en place paraissent à peu près sains
et ont leur couleur normale. Certains points cependant
paraissent plus pâles et ces points correspondent à certaines régions que nous étudierons plus en détail.

Par le palper on constate la présence de nos embolies
dans certains lobes des deux poumons et on remarque
que c'est à ce niveau que se trouvent ces régions dont
nous venons de parler, plus pâles, boursouflées. Dans
ces points le poumon paraît anémié et tranche très bien
sur les points voisins. Ces zones sont surtout situées vers
la base ou les bords des lobes et ont à peu près la forme
des infarctus, c'est-à-dire qu'elles correspondent à toute

la partie du poumon irrigué par le vaisseau oblitéré ;
toutefois à ce niveau on ne perçoit aucun noyau induré
pouvant faire penser à la présence d'un foyer hémorrhagique et dans toute son étendue le poumon est
crépitant.

Ces portions anémiées sont en même temps le siège
d'œdème, et à la coupe on en voit sortir une certaine
quantité d'un liquide transparent, spumeux et incolore.
Le reste du poumon est à peu près sain, à part quelques
points emphysémateux.

Si nous passons maintenant à la recherche de nos embolies nous voyons que toutes sont situées dans les lobes
postérieurs. Le lobe postérieur droit en présente sept,
dont cinq dans la même artère et les deux autres dans
deux branches artérielles différentes. Quant au côté
gauche deux artères seulement sont oblitérées, la première par deux boulettes de cire, la seconde par une
seule.

Dans ce cas, comme dans le précédent, on constate
encore la présence du caillot situé derrière l'obstacle,
ainsi que la zone hémorrhagique périvasculaire : Seulement cette dernière paraît exister sur une plus longue
étendue du vaisseau et on la retrouve encore assez loin
au niveau du caillot, fait qui n'existait pas dans l'autre
expérience où on ne la constatait absolument qu'au
niveau de l'obstacle.

EXAMEN HISTOLOGIQUE.— Le tissu pulmonaire lui-même,
c'est-à-dire les alvéoles, ne paraissent pas sensiblement
altérés et à peine sont-ils le siège d'un état catarrhal
léger ; dans quelques points aussi on remarque quelques
vacuoles d'emphysème.

Les bronches ne présentent rien de particulier.

Quant aux vaisseaux ils sont affectés absolument des mêmes lésions que dans le cas précédent, et la seule différence est dans l'intensité et l'étendue des phénomènes inflammatoires.

L'épanchement sanguin, comme nous l'avons déjà dit, est aussi plus considérable et les tuniques, constituées en grande partie par du tissu embryonnaire, sont extrêmement épaissies par l'infiltration de globules rouges qui s'est faite au milieu de ce tissu et qui arrive même jusque dans les alvéoles les plus voisins du vaisseau, sans toutefois les remplir complètement.

On retrouve aussi une assez grande quantité de globules rouges dans la tunique externe de l'artère, dans les points où l'inflammation a presque totalement disparu, c'est-à-dire à 3 ou 4 millimètres au-dessous de l'obstacle, au niveau du caillot. En ce point les faisceaux de tissu conjonctif sont dissociés par le sang et font encore paraître cette tunique très épaisse ; toutefois cet épaississement est dû à un phénomène plutôt mécanique qu'inflammatoire.

Cette expérience nous menant absolument aux mêmes résultats que la précédente, nous sommes aussi amenés à tirer les mêmes déductions, c'est-à-dire que, même à l'abri de l'infection, une embolie, par le fait seul de sa présence, peut amener une inflammation du vaisseau qu'elle oblitère, inflammation qui peut être même assez vive sinon pour permettre la rupture du vaisseau, du moins pour laisser le sang s'infiltrer dans les tissus voisins en quantité assez considérable.

CONCLUSIONS GÉNÉRALES

D'après nos expériences, nous pensons que l'infarctus embolique expérimental est dû à une rupture vasculaire.

Que cette rupture se fait au niveau de l'embolie.

Que l'embolie, par elle-même, ne produit pas directement l'hémorrhagie, mais indirectement, par le fait qu'elle amène une inflammation vasculaire, inflammation qui peut varier d'intensité.

Si l'inflammation est légère, elle peut disparaître au bout de quelques jours et rien ne se produit.

Si, au contraire, l'inflammation est plus vive, on voit alors se produire l'infiltration sanguine ; mais encore, dans ce cas, tout peut rentrer dans l'ordre au bout d'un certain temps.

Enfin, si les phénomènes inflammatoires sont très intenses, on voit se produire la rupture vasculaire et l'hémorrhagie véritable a lieu.

Ces quelques considérations, nous aurions désiré pouvoir les appliquer à la pathologie humaine. Mais le temps nous ayant manqué, nous n'avons pu comparer ce qui se passe à l'état pathologique chez l'homme, avec les faits que nous avons produits expérimentalement.

Nous ne donnons donc ces quelques expériences qu'à titre d'observations, sans faire d'application à la médecine humaine.

Lyon. — Imprimerie J. Gallet, rue la Poulaillerie, 2.